DU TRAITEMENT

DE LA MIGRAINE

PAR LE BROMURE DE POTASSIUM

« Le remède n'est rien ; la médication est tout ; et le mode d'administration principalement a quelque chose de sacramentel. »

(TROUSSEAU.)

PAR

Louis FUCHS

Docteur de la Faculté de médecine de Paris
Vétérinaire sanitaire du département de la Seine

PARIS

G. STEINHEIL, ÉDITEUR

2, RUE CASIMIR-DELAVIGNE, 2

1896

DU TRAITEMENT

DE

LA MIGRAINE PAR LE BROMURE DE POTASSIUM

IMPRIMERIE LEMALE ET Cie, HAVRE

DU TRAITEMENT
DE LA MIGRAINE
PAR LE BROMURE DE POTASSIUM

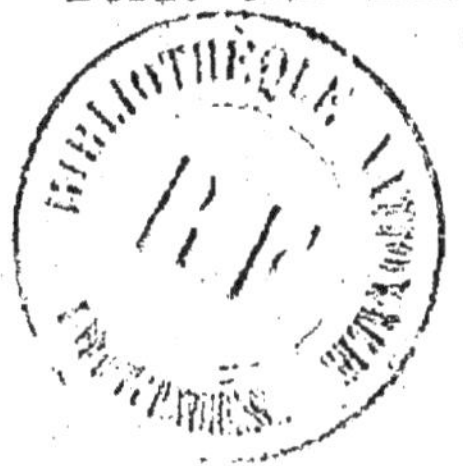

« Le remède n'est rien ; la médication est tout ; et le mode d'administration principalement a quelque chose de sacramentel. »

(TROUSSEAU.)

PAR

Louis FUCHS

Docteur de la Faculté de médecine de Paris
Vétérinaire sanitaire du département de la Seine

PARIS

G. STEINHEIL, ÉDITEUR

2, RUE CASIMIR-DELAVIGNE, 2

1896

DU TRAITEMENT

DE

LA MIGRAINE PAR LE BROMURE DE POTASSIUM

INTRODUCTION

Parmi les médicaments employés en médecine contre les affections nerveuses, le bromure de potassium est un des plus actifs.

C'est un sel blanc, qui cristallise en petits cubes ou parallélipipèdes rectangulaires, et qui est soluble dans l'eau (25 p. 100) à la température ordinaire, propriété précieuse qui rend son administration facile. Sa saveur est salée et piquante, caractéristique, et rappelant l'impression que aissent dans la gorge les vapeurs de brome.

C'est un sédatif puissant du système nerveux, aussi a-t-il été employé fréquemment, dans nombre de maladies nerveuses, de névroses idiopathiques sans lésions évidentes des centres nerveux; dans l'épilec, psic'est encore à l'heure actuelle le meilleur remède.

Il entrait, par parties égales avec les bromures de sodium et d'ammonium, dans le traitement de l'épilepsie que préconisait le professeur Charcot, les trois bromures dont Brown-Séquard avait vanté l'association.

Frappé des connexions étroites qui paraissent exister entre l'épilepsie et la migraine, Charcot eut l'idée de traiter certaines formes graves de migraine par le bromure de potassium ou par les trois bromures. Il institua un traitement analogue à celui qu'il préconisait contre les accidents comitiaux, il le mit en œuvre et souvent avec succès.

Ce n'est pas, qu'avant lui, on n'eut pas fait usage du bromure de potassium pour combattre les accidents de la migraine : Barudel (1) contre l'hémicrânie, MM. Huchard (2), Morton et Bartholow au début du paroxysme migraineux obtinrent certains résultats. Mais ce ne sont là que des essais quelque peu empiriques faits sans ordre.

Le traitement rationnel n'a été fixé qu'en 1887, dans une étude faite, sous l'inspiration de l'illustre professeur de la Salpêtrière, par MM. Gilles de la Tourette (3) et Blocq, intitulée : Traitement de la migraine ophtalmique accompagnée par le bromure de potassium ; étude dans laquelle est relatée l'observation d'un migraineux guéri par le bromure de potassium.

Depuis, notre maître, M. le professeur Gilles de la Tourette n'a cessé d'en prescrire l'usage dans nombre de cas de migraine ophtalmique. Il vient tout récemment, dans un travail paru dans la *Semaine médicale* du 24 juin 1896,

(1) *Bulletin de thérapeutique*, 1867, t. LXIII.
(2) *Journ. de méd. et chirurgie*, 1884.
(3) *Comptes rendus heb. de la Société de biologie*, 1887, p. 361.

d'exposer sa méthode de traitement ; c'est la même qu'il préconise contre l'épilepsie (*Semaine médicale*, 17 octobre 1895).

Nous nous sommes largement servi de ces études pour la rédaction de notre travail, fait sous l'inspiration de M. Gilles de la Tourette ; ce qu'il peut renfermer de bon doit être attribué entièrement à notre maître.

Nous adopterons la division établie par Charcot :

Migraine vulgaire.
Migraine ophtalmique.
Migraine ophtalmoplégique.

Nous étudierons successivement le traitement de chacune de ces formes de migraine par le bromure de potassium, que nous ferons précéder de quelques mots sur l'historique.

Mais avant de commencer, qu'il nous soit permis d'acquitter la dette de reconnaissance que nous avons contractée envers nos maîtres de la Faculté et des hôpitaux.

A la mémoire du regretté Dr Dujardin-Beaumetz, notre premier maître dans les hôpitaux, qui nous a accueilli avec tant de bienveillance dans son service de Cochin. Nous gardons le respectueux souvenir de ses savantes leçons et de son inestimable bonté.

Que notre maître, M. le Dr Gilles de la Tourette, veuille bien recevoir nos remerciements et l'expression de notre profonde reconnaissance. Nous lui devons l'idée première de cette thèse. C'est grâce à ses bons conseils que nous avons pu l'entreprendre.

M. le Dr Dubief pendant qu'il suppléait le Dr Dujardin-Beaumetz fut pour nous un maître, qui nous a permis de suivre ses excellentes conférences cliniques, nous lui adressons l'hommage de notre vive gratitude.

Que M. le professeur Fournier veuille bien agréer notre profonde et respectueuse reconnaissance pour l'honneur qu'il nous a fait en acceptant la présidence de notre thèse.

CHAPITRE PREMIER

Historique.

I. — Le brome (1) et les bromures sont une conquête de la chimie moderne : la découverte en est due à Balard (*Annales de chimie,* 1826, p. 337).

Le mémoire de Balard fut soumis à une commission composée de Vauquelin, Thénard et Gay-Lussac (*Acad. des sc.*, 14 août 1826). Cette commission considéra la découverte du brome comme une acquisition très importante pour la chimie et adopta le nom de brome de préférence à celui de muride que proposait Balard.

La prévision des illustres chimistes s'est bien réalisée; car la découverte du brome a permis en particulier aux médecins de trouver dans le bromure de potassium un agent thérapeutique d'une efficacité indubitable contre certaines névroses; et, à ce sujet, il est à noter que de même que le brome a dû d'être découvert à ses affinités avec l'iode, de même aussi les propriétés thérapeutiques du bromure de potassium n'ont été reconnues que grâce à ses analogies chimiques et à ses rapports avec l'iodure de potassium.

En 1828, Barthez étudiait au point de vue expérimental l'action du brome et de ses composés.

(1) AUGUSTE VOISIN. *De l'emploi du bromure de potassium.*

En 1842, premiers essais thérapeutiques mais bien incomplets, tentés par Otto Graf (1).

En 1846, le haut prix de l'iodure de potassium fit penser au bromure de potassium comme à son succédané dans le traitement des affections syphilitiques; Ricord et Puche l'employèrent contre les accidents secondaires et tertiaires, mais les résultats consignés par Huette (2) détruisirent les espérances que l'on avait fondées sur ce médicament, pour remplacer l'iodure de potassium.

Ces expériences ont eu le grand avantage de démontrer des propriétés physiologiques dont la connaissance a été utilisée depuis, pour le traitement d'affections nerveuses.

Huette (3) signale, à la dose de 10 à 15 gr. de bromure, une céphalalgie avec lourdeur de tête, et, si l'emploi est prolongé ou les doses plus élevées, une véritable stupeur avec abaissement considérable du pouls (40 à 48 pulsations). « En résumé, ajoute-t-il, la prostration des forces, l'engourdissement des mouvements, l'abolition plus ou moins complète de la sensibilité générale et des organes spéciaux des sens, l'affaiblissement de l'intelligence, la torpeur du sens génital; tels sont les effets que paraît produire le bromure de potassium sur l'économie, effets dont la thérapeutique pourra tirer, en maintes occasions, un parti utile, et qui, à ce titre, sont dignes de fixer l'attention du praticien. »

(1) *Bromkalium*, 1842.
(2) *Gaz. médicale*, juin 1850, p. 432.
(3) HUETTE. Thèse de Paris, 1850, n° 61.

II. — Puche, en 1850, démontre les propriétés anesthésiques du bromure de potassium.

Bientôt après, en 1851, Debout, voulant utiliser les propriétés calmantes indiquées par Huette et Puche sur les organes génitaux, découvre dans le bromure une autre propriété bien précieuse, sa vertu hypnotique.

III. — Sir Charles Locock (1851) essaya d'utiliser la propriété sédative du bromure de potassium contre l'hystérie, non accompagnée d'épilepsie, chez des jeunes femmes (1).

Plus tard, il l'employa dans un cas d'hystéro-épilepsie avec accès survenant tous les mois, depuis neuf ans, et qui avait résisté à toutes sortes de traitements. Il faisait prendre 10 grains (environ 60 centigr.) de bromure trois fois par jour : d'abord pendant trois mois, puis quinze jours avant la période menstruelle et enfin pendant une semaine avant les règles.

Sur 14 ou 15 cas traités par ce moyen, un seul avait résisté au traitement.

Peu après Wilks, Ramskill, Radcliffe et Hughlings (2) employèrent fréquemment le bromure de potassium contre l'épilepsie. Les doses usuelles étaient généralement de 10 grains à peu près. A l'asile de Northampton, le Dr Williams soumit trente-sept épileptiques à la médication bromurée et trente malades virent leurs attaques s'éloigner considérablement.

M. Donnel dit que les médecins n'osaient pas prescrire

(1) *The Lancet*, 1857.
(2) *Med. Times*, 1861-1863-1864.

le bromure de potassium ou en prescrivaient des doses beaucoup trop faibles.

Le traitement de l'épilepsie (1) par le bromure de potassium fut connu en France par le mémoire de Robert Donnel, qui parut en 1864, à peu près à la même époque où Gubler publiait dans le *Bulletin de thérapeutique* (2) le résultat de ses observations sur ce sel. Il l'avait employé avec succès, entre autres, dans les phénomènes d'excitation des systèmes sensitifs et moteurs en rapport avec des lésions fonctionnelles ou organiques des centres nerveux, telles que convulsions cloniques, et toniques, etc., enfin dans les affections du cœur.

Mais une série de faits avait plus particulièrement fixé l'attention des praticiens sur le bromure de potassium; ces faits étaient les récits merveilleux de succès obtenus dans l'épilepsie, depuis dix années, par les médecins anglais.

Tous les médecins aliénistes, et en particulier Voisin, Delassiauve, Legrand du Saulle, essayèrent avec une scrupuleuse attention le bromure dans l'épilepsie et dans toutes les névroses connexes : l'éclampsie, l'hystérie, la chorée.

Blache guérit un jeune garçon de 10 ans qui avait toutes les nuits des accès d'épilepsie.

Bazin et Besnier publièrent trois observations suivies de guérison.

A partir de ce moment, le bromure de potassium entrait définitivement dans la pratique comme anti-épileptique.

« De tous les médicaments préconisés contre l'épilepsie,

(1) TERRIER. *Revue thérapeutique de méd. et chir.*, 1872, p. 203.
(2) *Bulletin de thérapeutique*, 1864.

dit Legrand du Saulle, le bromure de potassium est certainement le plus efficace. Lorsqu'il n'atténue pas considérablement la maladie, il abat du moins les secousses, les soubresauts, l'état nerveux, l'irritabilité et les impulsisns des épileptiques. Il calme sans jamais exciter. »

IV. — La première application du bromure de potassium au traitement de la migraine paraît avoir été faite par un médecin militaire, Barudel (1). Il l'employait plutôt « pour provoquer le sommeil, car il n'a pas les inconvénients de l'opium », à la dose de 2 gr. avant le repas et 1 gr. le soir avant le coucher. Il lui reconnaissait une certaine efficacité : « s'il ne guérit pas, dit-il, il éloigne les accès et donne le temps de vaincre la cause, de détruire le mal dans sa source ».

Les médecins anglais Day et Woakes ont obtenu d'excellents effets des bromures, dans les hémicrânies consécutives au surmenage intellectuel (2).

Hammond (3) associait le bromure de sodium à la teinture de gelsemium et d'aconit dans les migraines neuro-paralytiques.

M. Huchard (4), dès le début du paroxysme migraineux, ordonne en *une seule fois* 3 gr. 50 à 4 grammes de bromure de potassium et, sous l'influence de cette dose, on constate le plus souvent l'avortement de la crise.

En Amérique, les Drs Morton et Bartholow conseillent aussi l'administration de fortes doses de bromure.

(1) *Bulletin de thérapeutique*, 1867, t. LXXXIII, p. 185.
(2) On sick headache. *Brit. med. Journ.*, 6 janvier 1872 et 21 décembre 1872.
(3) *New-York med. Journal*, 1883, t. XXXVIII, p. 544-546.
(4) *Journal de méd. et de chirurgie pratiques*, 1884, p. 491.

Le *Philadelphia medical Times* (1884) recommande le promure de potassium avec la teinture déodorizée d'opium comme traitement presque spécifique des douleurs des paroxysmes migraineux ; il permet au malade de se lever et de vaquer à ses affaires. Ce journal rapporte le cas d'une femme qui s'est soustraite pendant 25 ans aux souffrances redoutées d'une migraine héréditaire. La dose effective est de 5 à 6 grammes de bromure avec XL gouttes de teinture déodorizée d'opium.

Donc, avant Charcot, pas de traitement rationnel de la migraine par le bromure de potassium ; seulement quelques essais plus ou moins heureux sur son emploi dans les paroxysmes, faits sans ordre, sans règles précises.

Le célèbre professeur n'arrive pas du premier coup à instituer sa médication méthodique, il cherche, il tâtonne, « le traitement n'est pas fondé, écrit-il (1), sur la théorie, il est de provenance tout empirique ». Il constate que « les analogies entre les attaques d'épilepsie survenant par accès et la migraine ophtalmique ne sont pas incomparables », il admet dans quelques cas « entre ces deux sortes d'accidents une certaine relation ». Cela le conduit à administrer méthodiquement et à doses suffisantes le bromure de potassium dans la migraine. « Je procède d'ailleurs identiquement comme pour l'épilepsie. ».

M. Gilles de la Tourette, après avoir exposé sa méthode dans un mémoire paru en 1887 (2), la perfectionne et arrive, dans une leçon (3) publiée tout récemment, à en fixer

(1) Charcot, *Nouvelle iconographie de la Salpêtrière*.
(2) Gilles de la Tourette et Blocq. *Société de biologie*.
(3) Gilles de la Tourette. *Semaine médicale*, juin 1896.

magistralement les règles. Nous aurons souvent l'occasion de parler de ces mémoires auxquels nous avons fait de nombreux emprunts.

CHAPITRE II

Traitement de la migraine simple.

« La migraine simple consiste essentiellement en accès plus ou moins fréquents, revenant souvent à l'occasion des mêmes causes et se caractérise par un ensemble de symptômes très simples : quelques légers troubles sensoriels prodromiques, une hémicrânie spéciale, un peu de gêne dans l'émission des idées ; enfin des nausées ou des vomissements qui terminent la scène. » (Berbez. In *Gazette hebd. de méd. et de chir.*, 1889.)

Le traitement bromuré s'applique rarement à la migraine simple non douloureuse, car celle-ci est rarement assez grave pour réclamer une semblable médication. Elle est évère, de longue durée, quelquefois difficilement supporsée par le malade. De plus, pour guérir ou atténuer une migraine simple à accès très espacés, il faut se servir de doses aussi élevées que celles qui sont suffisantes pour la cure d'une migraine grave.

Néanmoins il est des cas où la migraine vulgaire revêt des formes particulièrement graves, « celles qui, par la répétition et l'intensité de leurs accès, constituent une véritable infirmité », dit M. Gilles de la Tourette. Le bromure de potassium agit alors d'une façon efficace là où les autres médicaments avaient échoué. L'observation suivante en est une preuve.

Observation I

Hôpital Hérold. Service de M. Gilles de la Tourette. *Semaine médicale*, juin 1896.

Mme T..., âgée de 32 ans, n'a pas d'antécédents héréditaires; elle a une sœur bien portante, réglée régulièrement, qui a eu quatre enfants. Elle-même est très anémique, sinon chlorotique. Ce qui tend à confirmer le diagnostic de chlorose, c'est qu'elle n'a jamais été réglée : mariée depuis plusieurs années, elle n'a pas eu d'enfants. Il est permis de soupçonner, chez elle, un de ces arrêts de développement de l'utérus assez fréquents chez les chlorotiques.

Elle a toujours souffert de la tête, en particulier depuis l'âge de 12 à 14 ans ; elle a été constamment sujette à de violentes migraines ; celles-ci ont même pris, au cours de ces dernières années, un caractère de gravité qui fait de la migraine dont elle souffre une réelle calamité.

Toutes les semaines le mal revient. Il commence généralement au niveau d'un œil, particulièrement de l'œil droit, sous forme d'une douleur pongitive accablante sur la nature de laquelle le sujet ne se trompe pas. Débutant, par exemple, le lundi matin au réveil, la douleur envahit, dans l'après-midi du même jour, tout le côté droit de la face ; le mardi elle passe du côté gauche sans abandonner toutefois complètement le côté droit et s'étend ensuite à toute la tête. Elle se continue ainsi toute la journée du mercredi et ne disparaît le plus souvent que le jeudi matin ; en somme, l'accès migraineux dure généralement trois jours pleins. Pendant ces trois jours, les douleurs sont constantes, elles empêchent tout sommeil, bien que la malade soit toujours forcée de s'aliter, le silence et l'obscurité procurant seuls un peu de soulagement à ses maux ; elle ne dort pas une seule minute, ce sont trois nuits blanches à passer. Bien qu'il n'existe pas chez elle ces vomissements si fréquents dans la migraine, la sensation nauséeuse qui accompagne les accès est assez forte pour déterminer une inappétence absolue ; si la malade ne dort pas, elle ne mange donc pas davantage. Au sortir de son accès, elle est triste, abattue, découragée par cette affection qui, dans une semaine de sept jours, la tient trois jours complets dans la souffrance ; elle est sur la pente d'une neurasthénie qui, si l'on n'y apporte remède, viendra bientôt compliquer désavantageusement une situation déjà passablement troublée.

Avant de venir à la consultation, la malade avait suivi de nombreux traitements ; l'antipyrine en particulier, si vantée dans ces dernières années, avait complètement échoué, de même la phénacétine et la belladone, l'opium, etc. Elle était véritablement désespérée.

Le 2 juillet 1895, nous lui prescrivîmes 4, 5, 6 grammes de bromure de potassium à prendre quotidiennement. Cette dose devait être efficace, mais toutefois insuffisante.

Le 26, elle souffrit comme à son habitude pendant trois jours, un peu moins toutefois.

La dose du médicament fut augmentée, elle dut prendre au lieu de 4, 5, 6 grammes, 5, 6, 7 grammes de bromure qui furent assez bien tolérés.

Le 7 août, elle revint toute joyeuse, l'accès n'avait duré qu'un jour au lieu de trois et ne l'avait pas forcée à s'aliter.

A partir de ce moment l'amélioration fit des progrès constants. Le traitement fut continué aux chiffres de 5, 6, 7 grammes qui constituent, dans ce cas, la *dose suffisante*.

Aujourd'hui, après cinq mois de traitement, la situation s'est complètement modifiée ; la malade n'est certainement pas encore guérie ; mais elle ne souffre plus de sa migraine qu'un jour par mois au lieu de trois jours par semaine. Il y a plus d'un mois qu'elle n'a souffert de la tête, et, la dernière fois qu'elle a eu sa migraine, celle-ci s'est contentée de figurer pour ainsi dire pendant quelques heures à peine. L'œil droit a été légèrement douloureux, il a existé un peu de torpeur, d'engourdissement général, mais la malade ne s'est pas alitée, elle a continué à vaquer à ses occupations habituelles ; elle est sortie, s'est alimentée, et, bien que l'état général ne soit pas encore des meilleurs par suite de la persistance de la chlorose, il est certain qu'il s'est singulièrement amendé.

Réflexions. — Voilà une malade atteinte de migraine à forme grave, qui ne lui laissait pour ainsi dire presque pas de repos.

Après cinq mois de traitement par le bromure de potassium, sa situation s'est singulièrement améliorée. Aussi, toutes les fois qu'on se trouvera en présence d'une forme grave de migraine simple, il est indiqué d'avoir recours à la médication bromurée.

CHAPITRE III

Traitement de la migraine ophtalmique.

MM. Gilles de la Tourette et Blocq dans leur mémoire « Sur le traitement de la migraine ophtalmique accompagnée » (in *Comptes rendus hebdomadaires de la Société de biologie*, 1887, p. 361) distinguent :

1° La migraine ophtalmique simple caractérisée par des douleurs de tête et des troubles visuels (hémiopie et scotome scintillant). Ces deux symptômes peuvent exister seuls (1) ;

2° La migraine ophtalmique accompagnée qui présente, en outre des symptômes ci-dessus, de l'aphasie transitoire, des troubles sensitifs ou moteurs de la face et des membres (parésie, attaques épileptoïdes). Ces symptômes sont décrits d'une façon magistrale par M. Charcot ; nous ne pouvons mieux faire que les citer entièrement. « A peine (2) le scotome a-t-il paru, voilà le malade qui éprouve un engourdissement de la main d'un côté, l'engourdissement monte, il envahit la face, il occupe la commissure labiale du même côté, en même temps la langue s'engourdit ; au bout d'un certain temps on veut parler on ne le peut plus, on ne le sait plus.

« On éprouve de l'aphasie avec substitution des mots,

(1) CHABBERT. *Progrès médical*, 13 avril 1895, p. 241.
(2) CHARCOT. *Policlinique*, 1887-1888, p. 22.

l'intelligence est à peu près conservée. Quelques malades sont atteints de cécité verbale, ils sont agraphiques, ils arrivent à la surdité verbale. C'est-à-dire que tous les éléments du mot se trouvent affectés à la suite de cette migraine que j'appelle *accompagnée*, et j'ajouterai, pour faire comprendre la parenté de ce type avec les autres dont je vais parler, que, quelquefois, vous voyez des attaques d'épilepsie motrice partielle se développer à la suite du scotome scintillant.

L'histoire des localisations verbales nous permet de reconnaître jusqu'à un certain point où se passent dans le cerveau les phénomènes de la migraine, parce que nous savons où siègent l'aphasie, la surdité verbale. Nous les plaçons là où nous plaçons les lésions matérielles. »

Charcot admet, avec Latham (1), le spasme temporaire des vaisseaux sylviens avec anémie transitoire de toute la région qui comprend les diverses localisations des quatre éléments du mot en même temps que quelques régions sensitives, relatives aux bras et à la face, situées en arrière des circonvolutions ascendantes.

M. Berbez (in *Gaz. hebd. méd., loco citato*) admet également le spasme vasculaire comme cause de l'accès migraineux.

« Nous disons seulement, en nous appuyant sur la simple clinique, que presque toujours la face d'un migraineux est pâle au début de l'accès, que les artères temporales sont dures, qu'en un mot, on trouve au *début de l'accès tout au moins* beaucoup de signes d'une crampe vasculaire. Nous

(1) *On nervous of sichs headache its varieties and treatment.* Cambridge, 1873.

oublions le froid, la chair de poule qui accompagnent si fréquemment l'accès. Il ne nous répugne en rien d'admettre la crampe vasculaire. L'examen du fond de l'œil n'infirme en rien cette supposition, car souvent on a constaté l'anémie de la papille. »

« La migraine accompagnée est le résultat d'un trouble vasculaire passager s'attaquant par suite de lois inconnues aux mêmes régions que certaines lésions diathésiques connues. » M. Berbez ajoute : « Les lésions à la longue peuvent se produire et amener des phénomènes permanents. » C'est l'opinion professée par M. Charcot : « Le spasme vasculaire est chose transitoire, mais par suite de la fréquente répétition du spasme et de sa longue durée, les parois des vaisseaux peuvent finir par s'altérer. » Cette manière de voir a été confirmée par M. Galezowski. Dans une de ses observations, il a vu une thrombose de l'artère centrale de la rétine survenir à la suite d'accès répétés de migraine ophtalmique.

La migraine ophtalmique peut donc se transformer en affection organique permanente ; c'est pour éviter cette transformation redoutable que Charcot cherche à lutter en s'attaquant au spasme. Il traite son malade comme un épileptique par le bromure de potassium, il fait disparaître tous les accidents qui ne sont pas fondés sur une lésion organique.

« Dans l'immense majorité des cas (1) la migraine est une maladie ou mieux un syndrome qu'on peut abandonner à lui-même, en ne tenant compte dans le traitement, si traitement il y a, que de l'état diathésique par exemple et de ses

(1) CHARCOT. *Nouvelle Iconographie de la Salpêtrière*, 1895, n° 1.

moyens de soulagement. Mais dans quelques cas, il est prudent d'intervenir et de couper court aux accès, si faire se peut; je n'hésite pas à donner ce conseil toutes les fois que les accès accompagnés d'aphasie prennent une grande intensité et que les accès inquiétants s'attardent. »

« Le traitement n'est pas fondé sur la théorie, il est de provenance surtout empirique. Les analogies entre les attaques d'épilepsie survenant par accès et la migraine ophtalmique ne sont pas incomparables; quelques cas où il y a alternance de l'épilepsie et de la migraine ophtalmique semblent établir qu'il existe entre ces deux sortes d'accidents une certaine relation. Cela m'a conduit à penser que le bromure de potassium administré méthodiquement et à doses suffisantes pourrait dans la migraine ophtalmique, comme il le fait dans l'épilepsie, rendre des services. Je procède d'ailleurs identiquement comme pour l'épilepsie. »

Prescrire 3, 4, 5 et 6 grammes par jour, 3 grammes pendant la première semaine, 4 grammes pendant la seconde, 5 grammes pendant la troisième, et 6 grammes pendant la quatrième et recommencer par 3, 4, 5 et 6. « On poursuit (1) cette médication pendant six mois, un an; elle est utile dans la migraine ophtalmique, non dans la migraine ordinaire. Dans la forme périodique on empêche des accès avec aphasie, engourdissement, etc., et on rompt la périodicité des accès. »

Le traitement n'exclut pas l'administration des agents propres à modifier l'état diathésique. Charcot ajoute: « Lorsqu'il existe des lésions tendant à la permanence, il

(1) CHARCOT. *Journal médical de Paris*, t. VI, 1894, p. 16.

faut donner de l'iodure de potassium et du mercure; en dehors même de la syphilis, ils pourraient agir sur les lésions phlegmasiques qui existent probablement. »

« Cette méthode (1), si je ne me trompe, a réussi plusieurs fois dans des cas où les accidents inquiétants semblaient, en raison de leur persistance après l'accès plus que de coutume, vouloir s'établir d'une façon définitive. Les accès se sont éloignés, ils sont devenus moins intenses, moins longs et le plus souvent même les accès concomitants ont cessé de les accompagner. »

La médication par le bromure du professeur Charcot a été très bien fixée dans un mémoire, inspiré par lui, de M. Gilles de la Tourette, en collaboration avec M. le Dr Blocq (Société de biologie, 4 juin 1887). Ce mémoire, intitulé : Traitement de la migraine ophtalmique accompagnée par le bromure de potassium, relate la guérison d'une migraine vieille de dix ans.

Enfin ces jours derniers, M. Gilles de la Tourelle rédigeait une leçon sur le traitement de la migraine (2). Voici les conseils pratiques qu'il donne :

« Comme préambule (3) tiré de la fréquence de la migraine, j'ajouterai que le traitement dont je vais vous exposer les bases ne devra pas s'appliquer indistinctement à tous les cas, mais bien aux seules migraines graves, c'est-à-dire à celles qui, par leur répétition et l'intensité de leur accès, constituent une véritable infirmité. Parmi les cas graves, vous devez compter au premier rang les migraines dites

(1) *Nouvelle Iconographie de la Salpêtrière*, 1895

(2) *Semaine médicale*, 24 juin 1896.

(3) *Semaine médicale*, 24 juin 1896.

accompagnées, c'est-à-dire celles auxquelles se surajoutent le scotome scintillant et l'aphasie transitoire, ou encore des phénomènes d'ophtalmoplégie ou d'épilepsie partielle, le plus souvent sensitive, accidents que vous aurez toujours intérêt à voir disparaître, de crainte qu'ils ne s'installent à l'état permanent. Et si le traitement doit être réservé pour ces seuls cas, c'est que la médication que vous emploierez est sévère, quelquefois difficilement supportée et qu'il vaut mieux souffrir d'un accès migraineux qui revient tous les mois que de s'astreindre à une thérapeutique qui devra parfois être continuée sans interruption pendant une ou deux années consécutives. C'est encore une balance que vous aurez à établir entre la médication que je vais vous proposer et l'intensité du mal que vous devez combattre. »

Cette médication est la même que celle qu'on oppose à l'épilepsie : c'est le bromure de potassium ou même les trois bromures associés qu'on administre à doses progressivement croissantes et décroissantes. Les règles précises (1) de leur administration ont été exposées dans une leçon de M. Gilles de la Tourette, à propos de l'épilepsie, elles sont identiques en ce qui concerne la migraine.

1° **Dose à administrer.** — Elle varie suivant l'âge du sujet, la fréquence et l'intensité des accès, leur caractère (les accès francs sont plus vite et plus efficacement influencés que les symptômes de la migraine simple). Il faut tenir compte aussi des idiosyncrasies ; tels malades sont intoxiqués avec 3 grammes de bromure, tels autres,

(1) *Semaine médicale*, octobre 1895.

du même âge, ne sont pas incommodés par les doses assez fortes de 6 à 8 grammes. Il faut donc procéder par tâtonnements; demander, par exemple, si le malade a déjà pris du bromure et quelles en ont été les conséquences. Dans ces conditions, prescrire des doses progressivement croissantes et décroissantes, soit par jour : 5 grammes la première semaine, 6 grammes la seconde, 7 grammes la troisième. A ce chiffre, si, dans les derniers jours de la prise du médicament, le malade présente un peu d'obnubilation de l'intelligence, de la tendance au sommeil, sans toutefois pour cela cesser de vaquer à ses occupations, on est en possession de la dose efficace. Il faut rester à 5 grammes, puis à 6, puis à 7, quitte à aller jusqu'à 8 grammes si la tolérance s'établit trop facilement. Au bout de six semaines de traitement on doit être en mesure de juger de la situation et des modifications à apporter à la médication. On continue alors par 5, 6, 7, 8 grammes, etc., et on recherche comment sont influencés les accès.

« Le bromure, dit M. Gilles de la Tourelle, doit être administré à une dose telle que, lorsque le sujet en est à la semaine où celle-ci est le plus élevée, il ressent de légers effets d'intoxication sans toutefois en être sérieusement incommodé ; c'est ce que j'appelle la *dose suffisante.* »

Il est bien rare, qu'en possession de cette dose suffisante le malade, au bout d'un ou deux mois de traitement, n'éprouve une amélioration marquée de son état. Les accès de migraine diminuent de fréquence et d'intensité.

Il faut alors redoubler d'attention, rechercher si les malades ne vous trompent pas inconsciemment, pour ainsi dire. Afin de se rendre un compte exact de la marche de l'affection, Charcot usait d'un moyen très pratique d'appréciation : il faisait, dès le début du traitement, tenir au malade une comptabilité de sa cure, doses absorbées du médicament, accès.

En usant de ce moyen, on peut constater que l'affection rétrocède et savoir aussi d'une façon sûre quand il faut d'abord diminuer, puis supprimer le médicament.

Une fois la cessation des accidents obtenue, il faut maintenir le malade au moins un an à la dose suffisante. Puis alors on est autorisé à *diminuer* et non pas *cesser*, car jamais il ne faut supprimer brusquement l'administration du bromure, à moins d'intoxication manifeste. Si le sujet prend par semaine et par jour 4, 5, 6, grammes de bromure, on baisse à 3, 4, 5 grammes pendant deux mois; puis 2, 3, 4 pendant deux autres mois, et ainsi de suite de façon que la diminution progressive porte sur un laps de temps d'une année. Aux doses terminales de 1 à 2 grammes par jour le bromure n'a aucun inconvénient; les malades y sont habitués et en ont reconnu les bons effets. Peut-être objectera-t-on qu'à de si faibles doses le bromure n'a plus d'action. Il est pourtant certain, en pratique, que c'est de cette façon qu'il faut agir si l'on ne veut pas s'exposer à voir revenir un accès qui pourrait être le précurseur de bien d'autres.

La cessation complète des accidents migraineux n'est pas toujours obtenue et, dans beaucoup de cas, il survient encore de temps à autre un accès. Pour éviter ce retour, il faut continuer indéfiniment l'emploi du bromure de potassium. Il devient alors pour ainsi dire un aliment.

C'est dans les cas de ce genre qu'on s'efforcera d'établir la ration minima, au-dessous de laquelle on ne peut descendre sans s'exposer à voir les accès revenir plus fréquents. On cherchera à favoriser l'élimination en veillant à l'hygiène de l'estomac et au bon fonctionnement de l'appareil rénal : le lait, de 1 litre à 1 litre et demi par jour; de légers purgatifs, 8 à 10 grammes de sulfate de magnésie; des bains savonneux.

Ce traitement adjuvant est également suivi, au moment de l'administration de la dose suffisante, pour prévenir les phénomènes initiaux de l'intoxication bromurée. M. Gilles de la Tourette, contre les troubles intestinaux, prescrit le salol par prises 0,10 centigr. pour un gramme des trois bromures, soit en cachets, soit en paquets dans une substance demi-solide, le potage par exemple. Il ordonne, pour les éruptions acnéiques, des pulvérisations boriquées *loco dolenti* prolongées matin et soir pendant une demi-heure. Pendant toute la durée du traitement, notre maître défend à ses malades toutes les boissons fermentées, il n'autorise qu'aux repas de l'eau très légèrement rougie.

« J'ai même vu, dit-il (1), des migraines simples, peu graves, cesser par la seule suppression des boissons alcooliques et le régime de l'eau claire. Les partisans de la théorie qui fait de la migraine une manifestation liée aux troubles de l'estomac, verront dans cette suppression du vin et de l'alcool, la confirmation de leurs idées théoriques. Je dois vous dire cependant que ce moyen seul employé est tout à fait inefficace, dans la cure des migraines graves, et que c'est en réalité aux bromures qu'il faut rapporter les bénéfices parfois très remarquables d'une méthode qui n'en est plus à faire ses preuves. »

(1) *Semaine médicale*, juin 1896.

2° **Moment auquel on doit administrer le bromure.** — Il faut se baser sur l'heure habituelle d'apparition des accès. On donne les deux tiers de la dose deux ou trois heures avant le moment présumé de l'accès.

3° **Comment doit être administré le bromure?** — Toujours en solution dans l'eau ou dans un élixir bien dosé à 1 gramme de bromure de potassium par cuillerée à soupe ou par cuillerée à café, de façon à être certain de la dose. On mélange la solution bromurée, au moment d'être prise, à un verre d'eau sucrée ou de préférence à du lait. Il est diurétique et aide l'élimination du médicament surtout s'il est pris à la quantité de 1 à 2 litres par jour. L'estomac tolère bien mieux le bromure très dilué que sous forme de poudre, de pilules ou de dragées.

Enfin une condition essentielle, c'est que le médicament soit absorbé pendant toute la durée du traitement, *sans interruption d'un seul jour,* disait Charcot.

En terminant, M. Gilles de la Tourette donne quelques conseils sur l'application de sa méthode : « La médication ne s'adresse pas aux migraines simples peu douloureuses ou aux accès très espacés, parce qu'elle n'est pas exempte de certains inconvénients qu'il faut toujours mettre en parallèle des accidents que l'on veut combattre. Elle est, en effet, toujours de longue durée, elle nécessite de la part du malade qui s'y veut soumettre une patience, une constance dont tous les sujets ne sont pas capables ; elle doit être continue, sans interruption d'un seul jour, sous peine d'échec. Et comme la dose suffisante de bromure doit être parfois assez élevée, le médicament est susceptible de produire certains phénomènes toxiques : dépression cérébrale, troubles gastro-intestinaux, éruptions cutanées, qui ne laissent pas d'être fort désagréables lorsqu'ils se montrent. D'autant, et ceci est très particulier, j'en ai fait plusieurs fois l'expérience, que pour guérir ou atténuer les manifestations d'une migraine simple à paroxysmes éloignés, il vous faudra recourir à des doses aussi élevées que celles qui se montreront efficaces dans la cure d'une migraine grave. Dans ces conditions, faites le bilan des avantages et des inconvénients et n'entreprenez la cure qu'après mûre réflexion. »

Observation II

A. Voisin. *De l'emploi du bromure de potassium*, 1875 (observation XXVI, p. 140).

Épilepsie datant du jeune âge. Absences et migraines depuis l'âge de 12 ans jusqu'au moment actuel. Attaques à 43 ans. Délire maniaque consécutif aux attaques. Amélioration considérable depuis trois ans par le bromure de potassium. Suppression du délire qui suivait auparavant les attaques. Absence de tout phénomène épileptique depuis quelques années.

M. R..., 49 ans, ancien chef d'institution, entre à l'hospice de Bicêtre le 12 janvier 1866.

Mère très impressionnable, père bien portant. Le malade a une constitution robuste, un caractère très vif et colère ; son intelligence est au-dessus de la moyenne.

Dès l'âge de douze à treize ans, migraines accompagnées d'éblouissements et de vomissements revenant tous les trois mois ; ces sortes de migraines ont persisté, dans sa carrière de professeur, à tel point qu'il était obligé d'interrompre ses phrases. Il avait un moment d'absence.

Les causes de cet état lui sont inconnues ; étant enfant, il a eu une grande frayeur. Dans ces dernières années, il a éprouvé de grands chagrins, des revers de fortune.

Les premières attaques d'épilepsie ont débuté il y a six ans, dans le lit, la nuit.

Les attaques surviennent par séries ; elles l'ont obligé à entrer à Bicêtre.

Bromure de potassium 3 à 5 grammes au 24 janvier 1866.

Ce malade était atteint depuis trente-huit ans d'épilepsie. De 12 à 43 ans, il avait eu des absences et des migraines. A partir de 43 ans, il avait commencé à être pris d'attaques convulsives et de délire maniaque consécutif qui durait trois à quatre jours (3 à 8 attaques tous les vingt jours).

Le bromure de potassium a supprimé les absences, *les migraines* depuis cinq ans, a réduit à cinq à six par an le nombre des attaques et a empêché le développement de nouveaux accès de délire maniaque.

Ce malade enfin, qui en avait été réduit à être placé dans un hospice, a pu reprendre ses fonctions d'instituteur et de professeur.

Décembre 1873. Depuis 1871, l'état de ce malade s'est encore amélioré : il n'a eu qu'une attaque il y a dix-huit mois.

Il prend chaque jour 5 grammes de bromure de potassium.

Observation III

Aug. Voisin. *De l'emploi du bromure de potassium.*

Épilepsie idiopathique. Migraine depuis l'âge de sept ans. 33 à 35 attaques. Guérison par le bromure de potassium depuis sept ans.

Mme H..., 26 ans. Grand'mère maternelle morte à 76 ans ; grand'père maternel mort à 74 ans ; grand'mère paternelle morte à 76 ans ; grand'père paternel mort jeune, de maladie inconnue ;

tous ces parents n'avaient pas de migraines, Mère bien portante, non nerveuse, pas de migraines; père asthmatique, une sœur a des migraines. Aucune hérédité épileptique.

Mme H... a des migraines depuis l'âge de 7 ans ; à l'âge de 22 ans, sans cause connue, première attaque; sa mère, qui y assistait, a constaté : raideur des membres, traits grimaçants, etc. Cette première crise n'a pas eu lieu pendant la menstruation, mais quelques jours avant. Jusqu'à l'âge de 24 ans et demi, les crises ont été accompagnées de migraines; celles-ci ne se sont pas produites davantage dans l'intervalle des attaques.

Deuxième crise, plusieurs mois après la première. Depuis, à l'approche des règles, elle a eu une attaque presque tous les mois. Elle s'est mariée, a eu deux enfants.

Bromure de potassium d'abord 3 grammes par jour, pendant quinze jours, puis 4 grammes, 6 grammes, on abaisse à 5 gr. 80 et 5 gr. 70 et 5 gr. 50.

Le traitement, commencé le 15 octobre 1866, a été continué jusqu'en octobre 1867. A ce moment, Mme H..., cesse elle-même le traitement régulier.

25 novembre 1869. Pas d'attaques nocturnes ni diurnes.

Octobre 1873 et juin 1874. La santé de Mme H... continue à être bonne. Elle prend 3 grammes de bromure chaque mois pendant huit jours.

En résumé, cette malade, atteinte depuis quatre ans d'attaques convulsives, au nombre de 33, et de migraines prolongées à la suite des attaques, a été guérie par le bromure de potassium. La cessation des phénomènes épileptiques date de sept ans et demi.

Réflexions. — Les observations II et III nous montrent l'existence simultanée de deux affections, l'épilepsie et la migraine, qui ont entre elles les connexions les plus étroites. Le bromure de potassium a, dans les deux cas, guéri la migraine, mais il n'a agi radicalement que dans un cas d'épilepsie, quoique le second ait été très amélioré.

Ces faits nous prouvent que le bromure a une action spéciale sur chacune de ces maladies.

Observation IV

Raullet. *Étude sur la migraine ophtalmique*. Thèse de Paris, 1883, n° 289 (obs. XVII, p. 35).

Heil..., 16 ans, 24 février. Depuis près d'un an s'est aperçu des premiers symptômes. Souffre d'accidents nerveux. La mère est atteinte de migraine, a eu depuis un an cinq ou six accès dont un seul diurne. Le malade présente souvent, soit immédiatement avant son accès, soit en dehors de tout accès, les symptômes suivants :

Scotome scintillant à droite, hémiopie latérale droite ; après les premiers symptômes, le malade éprouve une douleur vive dans la région sus-orbitaire droite avec engourdissement du côté droit. Les accès seraient épileptiformes, le malade aurait des convulsions, se débattant et se mordant la langue.

Traitement. Bromure de potassium 4, 5, 6, 7 grammes.

En septembre, quelques éblouissements.

20 octobre. Depuis rien. Continuation du traitement.

Réflexions. — Coexistence de la migraine ophtalmique et de l'épilepsie. Le traitement méthodique de Charcot a donné de bons résultats. On ne peut affirmer la guérison, le malade n'ayant pas été suivi assez longtemps.

Observation V

Raullet. Thèse, 1883, p. 23 (observation du service de M. Charcot (1).

J'ai vu, le 20 novembre 1877, avec MM. Simon et Prost, M. de

(1) Féré. *Revue de médecine*, 1881.

St-M..., âgé de 48 ans environ, de très haute stature, nerveux, hypocondriaque. Il a un frère qui souvent rit et pleure sans motif. Sa mère est, comme il le dit, « arthritique ». Il n'a jamais présenté aucun symptôme d'arthritis, à part des hémorrhoïdes.

Depuis l'âge de 25 ans, époque à laquelle il a cessé d'être hémorrhoïdaire, il est sujet aux accès suivants. Il commence par éprouver une sensation d'anxiété à la région précordiale, puis survient une hémiopie tantôt latérale, tantôt nasale; il est très explicite sur l'hémiopie nasale : cela lui a fait l'effet d'un grand rond noir qui l'empêche de voir en face, mais lui permet de voir à droite et à gauche. Il n'a jamais eu de scotome scintillant.

Après cela survient un engourdissement très prononcé de la main droite, puis un engourdissement de la main gauche. Habituellement, il y a aussi un peu d'engourdissement dans les lèvres et même dans la langue. Dans le même temps, il y a une aphasie réelle ; tantôt il y a impossibilité de rien dire, tantôt il dit un mot pour un autre. Cela se termine par un mal de tête quelquefois très violent qui occupe les deux régions de la tempe et le sinciput. Ces accès ne sont jamais suivis de vomissement; ils durent généralement un quart d'heure ou vingt minutes ; mais ils se répètent quelquefois plusieurs fois par jour ; dans un accès, la douleur persista pendant une demi-journée. Ils étaient autrefois plus fréquents, l'emploi du bromure de potassium à la dose de 6 gr. environ par jour depuis deux ans semble avoir produit un amendement. Il y a quelquefois des accès avortés.

Observation VI

Sarda. Thèse d'agrégation, n° 19, 1886, p. 39 (observation III). *Migraine ophtalmique. Hémiopie. Scotome monoloculaire.*

Mlle B..., 20 ans, couturière.

Antécédents héréditaires — Grand'père maternel migraineux. La grand'mère maternelle, âgée de 87 ans, a éprouvé, jusqu'à 60 ans, des accès de migraine vulgaire; elle est asthmatique;

l'oncle maternel est migraineux; la mère est bien portante et n'a jamais eu que de légères douleurs de tête; la sœur de la malade a « des attaques de nerfs ».

Antécédents personnels. — Fièvre typhoïde à 14 ans.

Il y a deux ans, migraines très violentes, notablement amendées par le bromure de potassium. L'emploi du bromure a été suspendu, il y a six mois, et les accès ont reparu avec leur intensité du début, il y a deux mois.

État actuel (novembre 1885). — Les accès, qui reviennent deux fois par semaine, sont constitués par les phénomènes suivants : apparition dans l'œil gauche d'un scotome ayant la forme d'une *tête humaine* la malade insiste sur cet aspect particulier et dit ne jamais avoir eu de scotome en forme de fortification ; les bords sont irisés et colorés (vert, bleu, jaune) ; le scotome grandit un peu, puis tourne et disparaît. La malade a noté quelquefois la coexistence d'une hémiopie gauche.

Lorsque le scotome, dont la durée ne dépasse guère deux minutes, disparaît, il est remplacé par une douleur sus-orbitaire gauche fort vive. Cette douleur dure tantôt quelques minutes, tantôt une heure et plus. Dans ce dernier cas, elle est assez vive pour obliger le malade à se mettre au lit. Il n'y a jamais d'hémicrânie, et la douleur dont je viens de parler siège toujours à gauche. La santé est parfaite après un court sommeil.

Dans quelques accès, la malade a senti des fourmillements dans le pied gauche, ces fourmillements, qui ne duraient que pendant une partie de l'accès, ne se sont jamais accompagnés d'engourdissement au visage ou au membre supérieur. L'accès n'est jamais précédé de malaise général, ni de nausées, ni d'inappétence ; il n'est jamais suivi de vomissements.

Lorsque l'attaque est violente ce dont la malade est généralement avertie par la durée plus longue du scotome et l'intensité plus grande de la douleur, il y a *perte de connaissance* pendant une ou deux minutes ; la malade se raidit un peu, sans présenter ni mouvements des membres, ni déviation de la bouche ; une seule fois, il y a deux mois, elle aurait uriné sous elle.

Avant la perte de connaissance, la malade a le temps de se préserver d'une chute. Cependant, prise un jour de son accès dans la rue, et forcée de monter trois étages pour se rendre chez ses parents, elle est tombée sur le palier avant d'avoir pu trouver la porte. Lorsqu'on l'a portée sur son lit, elle était un peu raide.

Cinq fois depuis deux ans, la malade a remarqué qu'avant la perte de connaissance sa tête tourne lentement à gauche, sans tremblement; immédiatement après, la perte de connaissance survient. La mère de la malade affirme que jamais il n'y a déviation de la bouche. Revenue à elle, la malade voit encore un peu trouble, mais elle se remet très promptement, parle aux personnes qui l'entourent, et peut manger un moment après.

Les accès sont plus violents lorsqu'ils ont lieu un peu avant l'époque menstruelle.

M. Charcot a soumis la malade au traitement suivant : prendre tous les jours, pendant la première semaine de chaque mois, trois grammes de bromure de potassium; pendant la deuxième semaine, quatre grammes ; pendant les deux suivantes, cinq grammes.

2 février. Je vois la malade chez ses parents, et j'obtiens d'elle et de sa mère, les renseignements suivants : les attaques ont reparu depuis le mois de novembre jusqu'au commencement de janvier. La malade, qui est mariée depuis la fin de novembre, continue le traitement prescrit par M. Charcot. L'état général est bon, l'appareil digestif ne présente rien d'anormal ; le sommeil est tranquille et n'est pas troublé par des rêves pénibles. Dans les premiers jours de janvier, aux approches de la période menstruelle, la malade a été prise d'un accès de migraine ophtalmique plus violent que les précédents. Il n'y a pas eu de prodromes. Le scotome scintillant s'est montré à l'œil gauche, comme dans les accès précédents, accompagné d'hémiopie gauche et de fourmillements dans le pied gauche. Comme toujours le scotome affectait la forme d'une tête humaine; mais sa durée a été plus longue que d'habitude (quatre à cinq minutes); la douleur sus-orbitaire gauche qui a suivi était très violente. Le mouvement tournant de la tête a été immédiatement suivi de perte de connaissance avec raideur musculaire. Pas

plus que dans les attaques antérieures, il n'y a eu de mouvements des membres ni de déviation des traits ou de la bouche. Il n'y a pas eu de nausées ni vomissements. Mise au lit, la malade a dormi vingt minutes environ ; au réveil, elle était tout à fait bien ; mais elle a remarquée qu'elle avait uriné sous elle.

Depuis, il n'y a pas eu d'autre attaque, et la dernière période menstruelle s'est passée, il y a quelques jours, sans incident.

Observation VII

Babinski. Observation recueillie dans le service de M. Charcot. *Arch. de neurologie*, 1890, 20, p. 319.

Prod..., âgé de 21 ans, graveur.

Antécédents héréditaires. — Père et mère bien portants. Neuf frères et sœurs, dont quatre sont morts et parmi ces derniers l'un a succombé à une méningite. L'une des sœurs est très impressionnable ; elle a eu, il y a de cela deux ans, des attaques sur les caractères desquels nous manquons de renseignements précis, nous savons seulement que, pendant ces crises, elle conservait en partie sa connaissance et qu'elle pleurait et poussait des cris.

Antécédents personnels. — Jusqu'au mois de janvier 1886, P... a joui d'une bonne santé.

A cette époque, il fut atteint d'une conjonctivite intense qui provoqua l'apparition de douleurs lancinantes dans l'œil et d'une obnubilation de la vue qui se développaient chaque jour vers la même heure, duraient environ quatre heures et disparaissaient peu à peu. Un médecin déclara qu'une opération était nécessaire, et il fut décidé que celle-ci aurait lieu le 31 janvier. Le malade attendit ce jour avec une grande anxiété, il eut une première attaque convulsive.

Le lendemain, à 3 heures de l'après-midi, deuxième attaque semblable à la précédente, et pendant quinze jours de suite, crises analogues, apparaissant à la même heure, survenant brusques pment sans être annoncéear quelque signe précurseur.

A partir du quinzième jour environ, les attaques sont précédées par un aura constitué comme il suit : pendant un quart d'heure le malade ressent une douleur siégeant au niveau du vertex, qui semble se prolonger, dit-il, ensuite par l'intermédiaire de fils jusqu'au-dessus du rebord orbitaire gauche, et devient très vive, en même temps qu'il éprouve une sensation de tremblement de l'aile gauche du nez. Puis survient une vision lumineuse, un scotome, qu'il aperçoit du côté gauche et des deux yeux à la fois, ce dont il s'est assuré en fermant alternativement l'un et l'autre œil. Pendant toute la durée du scotome, la douleur de tête persiste ; ce sont des élancements assez espacés et localisés seulement à la partie supérieure de l'orbite gauche. L'attaque survient alors, le malade tombe, perd connaissance, a des mouvements convulsifs des membres. Il se mord parfois la langue, mais ne pousse pas de cris. Puis revient à lui sans éprouver d'affaiblissement et son intelligence est lucide.

Le scotome et la migraine ne sont pas toujours suivis de l'attaque. Parfois aussi la douleur de tête existe seule.

D'autre part, l'aura de l'attaque convulsive, au lieu d'être constitué par la migraine ophtalmique est représenté dans certaines crises par du mutisme. Le malade vient à la Salpêtrière consulter M. Charcot, le 3 mars 1886. La veille encore il a eu une attaque et, comme on le voit, il présente les troubles que nous venons de décrire, depuis plus d'un mois. C'est un homme de petite taille, chétif.

La sensibilité générale, au tact, à la douleur, à la température et le sens musculaire sont affaiblis à droite. Le pharynx et le voile du palais sont insensibles.

Troubles visuels des deux yeux : amblyopie légère, diplopie monoculaire et rétrécissement très accentué du champ visuel. On soumet le malade à l'hydrothérapie, et on lui prescrit en même temps du tribromure (à doses progressives croissantes et décroissantes) de 3 à 5 grammes par jour. P... revient à la consultation un mois après. Son état s'est notablement amélioré ; les attaques convulsives ont complètement disparu ; quant aux accès de scotome et de migraine, ils apparaissent plus rarement, et les couleurs des lignes lumineuses sont bien moins brillantes qu'auparavant. Le traitement est continué.

Deux mois après, le malade revient et dit qu'il n'a plus éprouvé aucun trouble. Les signes constatés, lors du premier examen, hémianesthésie, etc., ont presque complètement disparu.

Réflexions. — Cette observation nous rapporte un cas de migraine ophtalmique avec attaques convulsives suivi de guérison très probable. En effet, le malade habitant Paris, n'est plus revenu à la consultation, il y a donc lieu de le croire guéri, car il aurait probablement reparu si son affection s'était renouvelée.

Observation VIII

Babinski. De la migraine ophtalmique hystérique, p. 322. *Archives de neurologie*, 1890 (observation II).

A. G..., âgée de 16 ans, vient à la consultation de M. Charcot, au mois de décembre 1887.

Antécédents héréditaires. — D'après les renseignements que donne la malade il n'y a rien à signaler à cet égard.

Antécédents personnels. — Plusieurs maladies dans l'enfance, mais aucune manifestation névropathique.

L'affection dont elle souffre actuellement remonte à trois mois, et la première manifestation a consisté en douleurs de tête survenant par accès, apparaissant tous les jours à 4 heures du soir, s'atténuant pendant la nuit et disparaissant dans la matinée. Ces douleurs occupent le côté droit de la tête et elles ont leur maximum d'intensité dans les régions sus-orbitaires et temporales en dehors du trajet des filets nerveux. Elles sont lancinantes, s'accompagnent de photophobie de l'œil droit, qui est presque toujours fermé, s'exagèrent par le bruit et diminuent par la pression exercée sur la région affectée.

Cette première période dure dix jours. Aux accès de céphalalgie viennent s'ajouter des douleurs siégeant dans la région vertébrale, au niveau de la sixième dorsale, dans les régions sus et sous-mammaires; elles sont d'abord intermittentes puis deviennent fixes et obligent le malade à s'aliter; ces douleurs sont fugitives et gênent la respiration et les divers mouvements. Cinq jours après surviennent des douleurs dans les genoux, surtout du côté gauche, avec hémianesthésie cutanée de la région externe de la jambe.

Enfin, après une nouvelle période de cinq jours, quelques-uns des phénomènes ci-dessus s'atténuent et on voit apparaître alors des crises nerveuses semblables à celles qu'elle présente actuellement et qui sont constituées comme suit :

La malade ressent des battements dans les tempes, elle éprouve une sensation de constriction dans la gorge et la paupière droite est animée de mouvements rapides d'élévation et d'abaissement. Il se développe une douleur de tête très violente analogue à la céphalalgie du début, et en même temps la malade a une vision lumineuse qu'elle décrit de la façon suivante : elle aperçoit à gauche une figure qu'elle compare, quant à la forme, à une étoile qui s'agrandirait petit à petit, dont la périphérie serait constituée par une ligne en zigzags d'un jaune lumineux et dont le centre serait représenté par un espace obscur parsemé de points brillants. Ces crises ne durent que quelques minutes; elles apparaissent spontanément six à huit fois par jour, mais on peut les faire naître à volonté en comprimant le point douloureux de la région dorsale, et la malade peut encore obtenir le même effet en fermant l'œil droit.

A. G...a l'apparence d'une fille vigoureuse. Il y a diminution de la sensibilité au tact, à la douleur, à la température et du sens musculaire à droite. La malade ne peut se tenir sur le pied droit les yeux fermés, tandis qu'elle le fait bien sur le pied gauche. Il y a de la dyschromatopsie à droite; elle ne distingue pas le violet et le bleu, du noir. Le champ visuel de l'œil droit est un peu rétréci. Diminution de l'odorat et abolition du goût à droite.

On prescrit à la malade du bromure de potassium : 3, 4, 5 grammes et des pratiques hydrothérapiques.

Elle revient deux mois après sa première visite. Son état est très amélioré. Les accès n'apparaissent plus que tous les dix jours environ ; le scotome scintillant est beaucoup plus petit et moins brillant ; la céphalalgie est moins vive.

La malade a été revue un an après, elle a suivi très irrégulièrement le traitement et néanmoins les crises n'ont reparu qu'à de très rares intervalles.

Réflexions. — Cette observation est intéressante parce qu'elle montre que la migraine accompagnée s'est améliorée très rapidement sous l'influence du traitement bromuré. S'il avait été suivi, ainsi que le veut Charcot, pendant très longtemps, peut-être aurait-on obtenu la guérison.

Observation IX

Gilles de la Tourette et Blocq. Sur le traitement de la migraine ophtalmique accompagnée. *Comptes rendus hebd. de la Société de biologie*, 1887.

Migraine ophtalmique. Aphasie transitoire. Traitement bromuré. Guérison.

Ferdinand C..., 30 ans, employé au chemin de fer d'Orléans, à Vitry, se présente à la consultation externe de la Salpêtrière, le 22 janvier 1884.

Antécédents héréditaires. — Le père est mort d'ataxie locomotrice en février 1886, à 62 ans. Sa mère est très nerveuse.

Lui-même, à 14 ans, avait des accès fréquents de migraine avec céphalalgie frontale et vomissements sans troubles de la vue ni embarras de la parole. C'est seulement en 1874 qu'il commença à éprouver une difficulté telle à s'exprimer que son élocution provoquait le rire de ses camarades. Le jour où est survenue cette difficulté de la parole il a eu la migraine, trois quarts d'heure après environ, et l'apparition de la douleur fit cesser l'aphasie. Des vomissements ont terminé la crise.

Depuis, il a vu un croissant lumineux formé de lignes brisées dentelées. En même temps, il avait de l'hémiopsie, puis de l'engourdissement de la main droite. Les accès migraineux reviennent deux à trois fois par semaine, mais l'aphasie ne se produit pas toujours, le malade ne l'a eue que trois fois. Pendant les accès, C... ne peut plus ni lire ni écrire.

État actuel. — Description d'un accès : Vers six heures un quart du soir l'attaque débute par l'hémiopsie ; le champ visuel est obnubilé du côté droit, les personnes, les mots peints sur les enseignes, sont coupés en deux. A cette période, pas de douleur de tête. Aussitôt après, le malade commence à voir un point vacillant, qui peu à peu grandit, cache les objets et empêche de voir, puis dans ce point se dessine un arc dentelé de couleur orangé. C... éprouve à ce moment un pénible sentiment d'anxiété et ferme les yeux, mais continue néanmoins à voir le cercle orangé. Cette phase dure une heure sans douleur de tête. (Le malade dessine de mémoire le scotome scintillant, et son dessin reproduit les principaux détails de la figure d'Airy.)

A ce moment, le malade commence à éprouver une légère douleur de tête, siégeant à gauche au milieu de la moitié externe du frontal (la douleur n'a été ressentie qu'une fois à droite et très légèrement). Presque en même temps, commence l'embarras de la parole, aphasie transitoire qui dure une heure environ. Il a essayé de lire à ce moment, mais il ne comprenait pas le sens des mots. Lorsqu'il voulait écrire, il écrivait de travers et oubliait une ou plusieurs lettres. Enfin, lorsqu'on lui parlait, il n'avait pas une nette intelligence des mots. Cette seconde phase (aphasie motrice, surdité et cécité verbale, agraphie) durait aussi une heure.

Puis il ressentait un engourdissement dans la main droite, sorte de picotement ou de frémissement débutant par l'extrémité des doigts. Au bout de cinq à dix minutes, le bras est envahi à son tour sans changement de coloration, puis le côté droit de la face : il existe une sensation de froid au niveau de la lèvre supérieure et inférieure droite du menton. La langue lui semble froide, mais il parle ; la sensation de froid s'arrête au sillon naso-labial. Alors le mal de tête augmente considérablement, avec une sensation de battement au-dessus du sourcil. Enfin, vers deux heures du matin, le malade s'endort non sans avoir eu parfois des vomisssments.

L'examen de l'œil, pratiqué par le Dr Parinaud, ne révèle aucune lésion persistante.

On soumet le malade au traitement bromuré ; il prend successivement par jour deux grammes de bromure pendant la première semaine, trois grammes pendant la seconde semaine, quatre grammes pendant la troisième et cinq grammes pendant la quatrième, puis recommence suivant la même progression.

16 février 1884. Depuis que le malade suit le traitement, sauf quelques légers maux de tête, il n'a pas eu de nouvel accès. L'état général est bon. On l'engage à continuer le traitement, mais en prenant seulement, suivant le même mode, 1, 2, 3, 4 grammes de bromure de potassium.

17 mars 1884. C... a ressenti de nouveau une crise, la veille à cinq heures et demie. Celle-ci a débuté par des nausées, sans le scotome habituel ; à six heures, il souffrait de sensations d'engourdissement et de froid dans les mêmes zones qu'autrefois. Puis il a perdu pendant cinq minutes l'usage de la parole ; à ce moment (six heures) sentiment de picotement débutant aux extrémités des doigts à droite, et montant jusqu'à l'épaule, qui dure dix minutes. A six heures vingt, bourdonnement d'oreille jusqu'à six heures trente-cinq. La douleur commence alors siégeant à la tempe et continue jusqu'à six heures cinquante ; puis il survient des nausées et des vomissements. A sept heures, le cercle lumineux apparaît pendant cinq minutes environ. Le malade remarque qu'il entend parler, mais sans comprendre le sens des mots qu'on prononce ; il ne peut lui-même articuler les mots jusqu'à sept

heures trente, recouvre alors l'usage de la parole; enfin il éprouve une faiblesse générale et s'endort. Le lendemain matin, il reste un endolorissement de la région et de la sensibilité de l'œil gauche.

On continue le traitement bromuré suivant la même formule.

Février 1885. Le malade n'a plus éprouvé de crises. On cesse le traitement. Depuis, le malade est revenu à la clinique, le 11 août 1885, le 23 février 1886, et enfin le 10 mai 1887, n'ayant plus eu aucun accès, et n'accusant plus aucun symptôme isolé de son affection.

Réflexions. — Cette observation est très intéressante, elle fixe nettement le traitement employé par le professeur Charcot dans la crise de la migraine, bien mieux elle en montre l'efficacité. Une migraine ophtalmique vieille de dix ans guérie en un an par le traitement bromuré, et le fait que le malade a été suivi plus de deux ans après sa guérison, prouve bien que celle-ci, au moins autant qu'il est possible de l'affirmer, était définitive.

Observation X

Féré. De l'état de mal migraineux. *Revue de Médecine*, 1892.

M. B..., 43 ans, architecte, est issu d'une famille arthrique ; père goutteux depuis l'âge de 35 ans, mère sujette aux migraines.

Il n'a pas d'antécédents personnels quand au nervosisme. Il est marié depuis onze ans et père de deux enfants bien portants.

Depuis l'âge de 18 ans, il a des migraines revenant spontanément deux ou trois fois par mois environ; elles apparaissent aussi à la suite d'excès de travail.

La migraine consistait, dans les premiers temps, en une douleur étendue, au début, à la moitié droite de la région frontale, puis imitée ensuite à la moitié externe de la région sourcilière. La douleur une fois fixée devenait térébrante. Deux heures après survenaient des vomissements, puis le malade s'endormait. Lorsque le sommeil pouvait se prolonger toute la nuit, la douleur avait complètement disparu au réveil.

Les accès ont conservé ces caractères pendant trois ou quatre ans. En décembre 1870, à la suite d'un refroidissement prolongé, il fut pris d'un obscurcissement de la vue (rétrécisssement hémianopsique homonyme des deux champs visuels). Cet obscurcissement précéda la migraine et s'accompagna, peu après l'apparition de la douleur térébrante, de fourmillements de la main gauche. Ces phénomènes cessèrent quand survinrent les vomissements.

Le plus souvent la migraine s'accompagnait de troubles oculaires : hémianopsie homonyme gauche, scotome bilatéral homonyme, photopsie de deux côtés, ensuite le champ visuel était complètement obscurci. Dans quelques accès il y avait à gauche des douleurs tégumentaires.

Plus rarement, M. B... a éprouvé des troubles sensoriels auditifs, gustatifs, etc. En même temps, quelquefois seuls, se montrent des troubles moteurs avec sensation d'engourdissement. La paralysie, accident le plus commun , varie en étendue, le plus souvent côté gauche de la face avec gène du même côté de la langue. La main, quelquefois le bras, plus rarement une moitié du corps sont atteints. Ces phénomènes disparaissent une demi heure une ou deux heures après.

En 1876; 2 fois avec la migraine des accidents convulsifs dans la face et le membre supérieur gauche.

Pendant 18 ans les accès de migraine se sont répétés avec ces caractères. En mai 1888, les accès deviennent plus nombreux.

En juillet 1888, pendant un accès, il tomba dans un état de stupeur profonde dont rien ne put le tirer. Il perdit connaissance pendant onze heures consécutives. Il eut des secousses convulsives et laissa aller ses matières fécales dans son lit. Les accidents durèrent trois jours, il restait de la cécité et de l hémiplégie gauche, qui disparurent peu après.

Ces attaques se reproduisirent avec leur fréquence ordinaire, notamment le 10 février et le 3 juillet 1889. Dans cette dernière, il y eut aphasie motrice complète. Les accompagnements et la migraine cessèrent peu après les vomissements.

Le 6 juillet, quand je le vis pour la première fois, M. B..., qui est grand, bien constitué, ne présentait aucun stigmate de dégénérescence, aucun trouble de la sensibilité; par d'artério sclérose.

On lui prescrit l'hydrothérapie et 4 grammes de bromure de potassium par jour. Le matin du 8, M. B... est pris d'un accès très violent de migraine droite, puis dans la journée de deux nouveaux accès subintrants. Le lendemain, vers 6 heures du soir, le malade est dans un état de stupeur ressemblant à la stupeur post-épileptique. La douleur avait disparu, l'hémianopsie seule persistait, elle disparut, le lendemain, avec les troubles paralytiques.

Le traitement, qui avait été commencé avant cette troisième série de crises migraineuses, fut suivi régulièrement. A partir de 8 grammes de bromure, pris du 21 septembre 1889, les crises diminuèrent beaucoup; B... n'a eu qu'un accès en octobre, accès sans complications sensorielles ni motrices. Depuis cette époque, date où il a été vu pour la dernière fois, il n'a plus présenté aucune attaque. Le médicament est parfaitement toléré à cette dose et n'a provoqué que quelques boutons d'acné qui ont cédé à l'antisepsie intestinale.

Réflexions. — Cette observation nous offre un état de mal migraineux constitué par une série d'accès douloureux subintrants, ils sont suivis de stupeur. Cet état de mal et les accidents qui l'accompagnent peuvent guérir sans laisser de traces. Il faut agir d'autant plus vite que le sujet est plus avancé en âge et qu'il est atteint de lésions vasculaires.

Observation XI

Hôpital Hérold. Service de M. Gilles de la Tourette. *Migraine ophtalmique accompagnée.*

M. R..., 49 ans, bijoutier.

Pas d'antécédents heréditaires.

Antécédents personnels. — M. R... a été pris, il y a vingt ans, d'une attaque qu'il décrit ainsi : Un matin vers 9 heures, c'était en 1876, en travaillant, il tombe tout à coup comme foudroyé, ayant presque complètement perdu connaissance. Puis peu après, il est pris de nausées suivies de vomissements. Il n'a pas eu de sifflements d'oreilles.

A 22 ans, il avait perdu la vue d'un côté, qui lui est revenue plus tard.

En 1877, il fut traité par les douches froides qui calmèrent son état nerveux. Auparavant, il ne passait pas près d'une voiture sans avoir l'envie de se jeter sous les roues.

Depuis sept à huit ans, il est sujet à la migraine. Celle-ci avec scotome scintillant dès le début de l'accès auquel s'ajoute, depuis deux ans, un papillon dans l'œil. Ce papillon ressemble à une pluie de flocons de suie sur un fond légèrement obscur, surtout du côté du nez ; il peut se montrer en dehors des accès migraineux.

L'hémiopie, qui est persistante, s'accentue au moment des accès, le malade voit la figure des gens coupée en biais par une raie noire. La migraine s'accompagne d'épilepsie partielle ; l'épaule est prise d'abord, puis le bras, la face et le membre inférieur enfin.

M. R... fut pris, l'année dernière, d'une deuxième attaque semblable à la première.

Enfin une troisième attaque le décide à venir à la consultation de l'hôpital Hérold, le 6 février 1896.

Mercredi dernier, le malade avait eu la migraine le matin, dans la journée il avait eu froid. Le soir il lisait le journal;

tout à coup, il éprouve une légère lassitude au bras droit, il pose le journal et va dîner. Peu après, il sent son épaule s'avancer en avant, les mains se crisper, la jambe prise de mouvements spontanés et la bouche se tourner (*sic*) du même côté. Cet accès a duré vingt minutes. Pendant la soirée, le malade a trois nouveaux accès. Il se couche et le lendemain se réveille sans rien ressentir.

26 février 1896. Le malade est examiné par M. Gilles de la Tourette. L'œil droit ne présente pas de rétrécissement du champ visuel.

M. Gilles de la Tourette soumet R... au traitement bromuré : 2, 3, 4, 5 grammes de bromure de potassium ; chaque jour de la première semaine 2 grammes, de la deuxième 3 grammes, de la troisième 4 grammes et de la quatrième 5 grammes.

17 mars. Le malade n'a pas eu d'accès de migraine, il dort plus tranquillement, mais il est très abattu le soir.

16 avril. Les maux de tête ont presque complétement disparu. R... n'a rien eu depuis le commencement du traitement.

17 mai. M. R... va encore mieux, il n'a plus de tremblement ; il prend en ce moment 3, 4, 5 grammes de bromure, mais à 5 grammes il se porte moins bien et parle plus difficilement Ce qui est remarquable, c'est que le malade voit plus clair qu'auparavant et ne se sert plus de lunettes.

Réflexions. — La médication bromurée, suivie méthodiquement pendant trois mois, a produit une très grande amélioration de ce cas de migraine avec épilepsie partielle de date très ancienne ; mais elle n'a pas encore donné tous ses résultats, continuée encore un an ou deux, peut-être amènera-t-elle la guérison.

CHAPITRE IV

Traitement de la migraine ophtalmoplégique.

Nom donné par Charcot (1) à une forme spéciale de migraine qui se distingue des autres variétés par des symptômes propres. Elle a été appelée tour à tour, paralysie oculo-motrice récidivante (Manz, Mauthner), paralysie oculo-motrice périodique (Senator, Joachim) : elle est surtout caractérisée par la paralysie des nerfs du moteur oculaire commun, des rameaux ciliaires et iriens, c'est une paralysie totale de la troisième paire, en quelque sorte exclusive.

« Ptosis, strabisme en dehors, diplopie spéciale, puis paralysie de l'accommodation, le malade ne peut pas lire à la distance ordinaire, un verre fortement convexe peut seul ramener la vision ; paralysie de l'iris », tels sont les principaux symptômes de cette affection. Elle occupe un œil, presque toujours le même ; celui-ci est congestionné seulement, il ne présente rien autre chose.

Cette période paralytique est précédée d'une période douloureuse : cette dernière débute par une douleur siégeant soit à la tempe, soit dans la région sus-orbitaire (2), elle s'étend à l'occiput ou à la nuque, aux deux quelque-

(1) CHARCOT, *Progrès médical*, 1890, nos 31 et 32.
(2) BALLET, *Médecine moderne*, février 1896.

fois. Elle est accompagnée généralement des nausées, des vomissements.

La période douloureuse avec exacerbations matinales ou vespérales s'arrête brusquement quand apparaît la paralysie du moteur oculaire commun, « celle-ci semble jouer là, dit Charcot, en somme, le rôle de ce qu'on appelait autrefois un phénomène critique ».

La durée des accès est très variable (1) d'un jour à six mois. Entre ces deux extrêmes, on note tous les intermédiaires.

La longueur des périodes intercalaires est aussi très variable : elles sont d'autant moins longues que les accès sont plus courts (quelques semaines, quelques mois, un ou deux ans) ; elles diminuent (2) à mesure qu'on s'éloigne du début, les accès augmentent en nombre et en intensité.

Les symptômes paralytiques disparaissent pendant l'intervalle des premiers accès; plus tard, on peut voir persister certains symptômes paralytiques. « Périodique (3) au début, la maladie a une tendance manifeste à passer à l'état continu. De paralysie périodique récidivante, elle devient, suivant l'expression de Senator, une maladie continue à exacerbation périodique. » Cette transformation s'accomplit progressivement.

C'est pour empêcher cette transformation que Charcot préconise le traitement qu'il emploie contre la migraine ophtalmique, il essaie ainsi de rompre la périodicité des accès. Il a rapporté un cas (observation XII) sinon de guéri-

(1) Gilbert Ballet. *Médecine moderne*, 1896, p. 138.
(2) Lyon. *Gazette de hôpitaux*, 1895, p. 555.
(3) Dalché. Thèse de Paris, 1896.

son, du moins d'amélioration très sensible. Le nombre d'observations publiées (22 d'après M. Gilbert Ballet) est trop restreint pour pouvoir se former une opinion. Néanmoins, on peut dire avec M. Gilles de la Tourette (1) : « Je n'ai pas eu l'occasion d'employer le traitement bromuré dans la migraine ophtalmoplégique de description récente et dont les cas ne sont pas trop fréquents ; je pense que le médicament s'y montrerait également efficace ». M. Gilbert Ballet, moins affirmatif, conclut ainsi (2) : « Quant au traitement, les bons effets obtenus dans la migraine ophtalmique, avaient porté Charcot à le conseiller dans la migraine ophtalmoplégique. C'est peut-être le moyen le moins infidèle qui soit à notre disposition pour lutter contre le retour des crises et en éloigner la réapparition. »

Observation XII

MIGRAINE OPHTALMOPLÉGIQUE

Migraine ophtalmoplégique. Charcot. *Progrès médical*, 1890, p. 101.

Berthe C..., 35 ans, brocheuse.

Antécédents héréditaires. — Coté maternel : Mère morte à 71 ans d'une maladie du foie. Grand père mort de vieillesse. Une tante morte d'une maladie du foie : elle a été prise de troubles mentaux à la suite d'une fièvre typhoïde à 28 ans. Elle se figurait qu'on lui voulait du mal..., qu'on la magnétisait.

Coté paternel : le père, âgé de 70 ans, compositeur d'imprimerie, a eu plusieurs fois la colique de plomb. Rien à signaler parmi les autres membres de la famille.

(1) *Semaine méd.*, juin 1896.
(2) *Médecine moderne*, mars 1896.

Antécédents personnels. — Pas de convulsions dans l'enfance. Plusieurs fluxions de poitrine de 12 à 15 ans? une pleurésie il y a 3 ans.

Vers l'âge de 15 ou 16 ans, la malade a commencé à souffrir de migraines qui revenaient environ deux fois par mois. La douleur migraineuse était suivie de vomissements et quelquefois en même temps de diarrhée ; elle occupait également les deux côtés de la tête ; elle était vive surtout vers le soir. Elle durait 7 ou 8 heures.

Ces migraines ont duré jusqu'à l'âge de 23 ans, époque à laquelle la malade a commencé seulement à être réglée. Depuis cette époque, la santé a été bonne jusqu'en 1885, elle aurait 30 ans à ce moment.

Premier accès. — C'est alors qu'ont débuté les accidents actuels, il y a de cela 5 ans, en février 1885. La malade a souffert alors d'un mal de tête qui se localise du côté droit, occupe d'abord la région occipitale, puis s'étend à la région pariétale et enfin à la profondeur de l'orbite. Cette douleur s'accompagne de nausées et de vomissements intenses, surtout quand elle siège dans l'orbite. Elle existe dès le matin, mais elle s'exaspère vers cinq ou six heures du soir et atteint son maximum vers neuf heures. Cette douleur s'est reproduite tous les jours, exactement avec les mêmes caractères, environ pendant un mois. Au bout de ce temps, la douleur ayant cessé tout à coup de paraître, survint une chute de la paupière droite avec diplopie et léger strabisme. Elle ne pouvait plus lire à la distance ordinaire de cet œil-là. Ces accidents paralytiques durèrent pendant environ un mois. Vers cette époque, on lui conseilla à l'hôpital des Quinze-Vingts l'usage de l'iodure de potassium à la dose de 3 grammes en même temps qu'on lui faisait faire des frictions à l'onguent napolitain ; ce traitement fut continué pendant environ trois mois.

2e accès. — Après cette première crise, liberté absolue pendant près d'une année. Au bout de ce temps, en février, a eu lieu la deuxième attaque qui commence par des douleurs de même localisation et de même intensité que la première fois ; même caractère vespéral et nocturne. Au bout de trois semaines, la douleur cesse et est remplacée par une paralysie oculo-motrice, en tout semblable au premier accès, mais qui, cette fois, n'a pas duré plus de huit jours, du moins avec l'intensité première.

Pendant les trois années qui suivirent cette attaque, il n'y a pas eu de nouveaux grands accès ; mais très fréquemment la douleur de tête reparaissait, parfois avec nausées et vomissements, suivie d'une paralysie oculo-motrice qui durait un ou plusieurs jours, de façon à constituer des sortes d'accès rudimentaires : il est à remarquer que, souvent dans l'intervalle de ces petits accès, le ptosis et la diplopie persistaient à un certain degré, semblant, en quelque sorte, vouloir s'établir en permanence.

Les maux de tête, dans ces petites attaques comme dans les grandes, se sont généralement accompagnées de vomissements. Ceux-ci, au dire de la malade, diffèrent beaucoup de ceux qu'elle éprouvait au moment des migraines dont elle souffrait de 15 à 23 ans. Tandis que les anciens efforts s'accompagnaient d'efforts plus ou moins violents, ceux d'aujourd'hui se font sans efforts ; ce sont comme des rerguiegitations de glaires spumeuses et de consistance épaisse.

Jamais de tremblements, ni de secousses involontaires dans les membres ni la face : par d'épilepsie partielle.

Pas de signes actuels de syphilis, acquise ou héréditaire. Rien dans le passé qui la rappelle. Jamais de maux de gorge, pas d'éruptions cutanées, etc., etc. La malade est mariée depuis six ans. Pas de fausses couches.

3ᵉ attaque et état actuel. — Depuis novembre 1889 jusqu'au 28 janvier 1890, la malade a eu une période de repos complet pendant lequel tout était à l'état normal. Ni migraines, ni syncopes de paralysie oculaire.

Le 28 janvier 1890, la malade dut se rendre en Bourgogne, à propos de la mort inopinée de sa mère, elle fut prise ce jour-là de son troisième grand accès, violentes douleurs de tête localisées à droite dans les régions indiquées à propos des premières attaques, vomissements, exaspération de la douleur vers le soir. Cette période douloureuse a duré jusqu'au 20 février. Alors, la céphalalgie ayant cessé, l'œil droit se ferma presque complètement. La diplopie et un peu de strabisme apparurent vers le 5 ou 6 mars 1890.

Quinze jours après, le ptosis commence à diminuer graduellement. Mais les douleurs reparaissent de temps en temps, suivies d'une réapparition du ptosis.

Aujourd'hui, mai 1890, le ptosis est encore appréciable, quoique peu accentué. Les signes de la paralysie de la IIIe paire du côté droit sont très nets.

Pas de stigmates d'hémiplégie faciale ; pas de parésie du côté des membres. L'examen dynamométrique donne à droite 25 kilogr., à gauche 20 kilogr. La malade n'est point gauchère. Rien du côté des membres inférieurs où la force est considérable des deux côtés.

Les réflexes rotuliens, égaux des deux côtés, sont peut-être un peu exagérés. Pas de trépidation spinale. Pas de troubles de la sensibilité cutanée. Pas de douleurs fulgurantes. Pas de signe de Romberg. Rien du côté sensoriel, excepté que l'oreille gauche est à peu près complètement sourde.

La malade sort de l'hôpital le 21 mai, à peu près dans le même état. On commence ce jour-là le traitement par le bromure, 4 gr. une semaine, 5 gr. la seconde, 6 gr. la troisième, de même les semaines qui suivent : 4 gr. la première, puis 5 gr., puis 6 gr. ; et ainsi de suite, ne pas interrompre un seul jour l'emploi de ce médicament.

Le 28 mai, crise de 3 jours : migraine, vomissements, puis ptosis de peu de durée.

Le 7 juillet 1890, la malade est dans l'état suivant : pas de ptosis, pas de diplopie. Mouvements des yeux normaux. Les pupilles se contractent aussi bien à droite qu'à gauche, à la lumière et par l'accommodation. Le traitement bromuré sera continué.

CONCLUSIONS

I. — Il n'y a pas de traitement spécial de la migraine.

II. — Le bromure de potassium est le médicament qui peut donner les meilleurs résultats, surtout dans les formes graves de la migraine, principalement dans la migraine ophtalmique accompagnée.

III. — Pour obtenir de bons effets de l'emploi du bromure de potassium, il faut l'administrer suivant les règles posées par MM. Charcot et Gilles de la Tourette :

Constamment, sans interruption d'un seul jour.

Fortement, à dose presque toxique, c'est la *dose suffisante* de M. Gilles de la Tourette.

Longtemps, quelquefois un ou deux ans.

IV. — Il ne doit être prescrit que dans les formes graves, « celles qui, par la répétition et l'intensité de leurs accès, constituent une véritable infirmité, » car, ajoute M. Gilles de la Tourette, « la médication à établir est sévère, quelquefois difficilement supportée. C'est une balance à établir entre la médication à instituer et l'intensité du mal à combattre. »

INDEX BIBLIOGRAPHIQUE

Babinski. — De la migraine ophtalmique hystérique. *Archives de neurologie*, novembre 1890.

Ballet. — La migraine ophtalmoplégique. *Médecine moderne*, février-mars 1896.

Baruel. — *Recueil de médecine militaire*, 1867.

Berbez. — *Gaz. heb. de méd. et chir.*, janvier 1889.

Chabbert. — Ophtalmoplégie migraineuse. *Progrès médical*, 13 avril 1895 p. 241.

Charcot. — *Gazette des hôpitaux*, 1884.

— *Policlinique*, 1887-88, 1888-89.

— *Clinique des maladies du système nerveux*, 1889-90-91.

— Migraine ophtalmoplégique. *Progrès Médical*, août 1890.

— *Journal de médecine*, 1894, vol. VI.

— *Nouvelle Iconographie de la Salpêtrière*, 1895, t. VIII.

Carles. — *Médication par le bromure de potassium*. Thèse de Paris, 1872.

Chaumont. — *Du bromisme*. Thèse de Paris, 1894.

D'Alché. — *De la migraine ophtalmoplégique*. Thèse de Paris, mars 1896.

Danton. — *Essai sur le bromure de potassium*. Thèse de Paris, 1874.

Darquier. — *De certaines paralysies récidivantes, de la 3e paire*. Thèse de Paris, 1892, n° 387.

Dreyfus-Brissac. — Migraine ophtalmique. *Gaz. hebd. de méd. et de chirur.*, 20 juillet 1883.

Ferrand. — Thèse de Paris, 1881.

Féré — Contribution à l'étude de la migraine ophtalmique. *Revue de médecine*, 1881.

— De l'état de mal migraineux. *Revue de médecine*, 1892.

Galezowski — *Archives générales de médecine*, 1878.

Gosselin. — *Brome et bromures*. Thèse de Paris, 1867.

Gilles de la Tourette et **Blocq**. — Traitement de la migraine ophtalmique accompagnée. *Mém. de la Soc. de biologie*, juin 1887.

Gilles de la Tourette. — Traitement de l'épilepsie. *Semaine médicale*, 16 octobre 1895.

— *Semaine médicale*, juin 1896. Diagnostic et traitement de la migraine.

Huchard. — *Journal de méd. et chir. pratiques*, 1884.

Huette. — *Etudes sur les propriétés du bromure de potassium.* Thèse de Paris, 1850.

— Thèse de Paris, 1878, nº 324.

Lauder Brunton. — De l'emploi du bromure de potassium et du salicylate de soude dans la migraine. *Practitioner*, février 1894.

Liveing. — *On Megrim.* Londres, 1873.

Lyon. — Les migraines ophtalmiques et ophtalmoplégiques. *Gazette des hôpitaux*, 1895.

Marchand. — *Étude sur le bromure de potassium.* Thèse de Paris, 1886.

Mathieu. — *Étude sur le bromure de potassium.* Thèse de Paris, 1869.

Pattier. — *Étude thérapeutique du bromure* Thèse de Paris, 1870.

Raullet. — *Étude sur la migraine ophtalmique.* Thèse de Paris, 1883, nº 289.

Robiolis — *Migraine ophtalmique.* Thèse de Montpellier.

Sarda. — Thèse d'agrégation, 1886.

Terrier. — *Revue thérapeutique*, 1872.

Thomas. — *La migraine*, Paris, 1887.

— *Contribution à l'étude de la migraine.* Thèse de Montpellier, 1889.

A. Voisin. — *De l'emploi du bromure de potassium*, 1875.

TABLE DES MATIÈRES

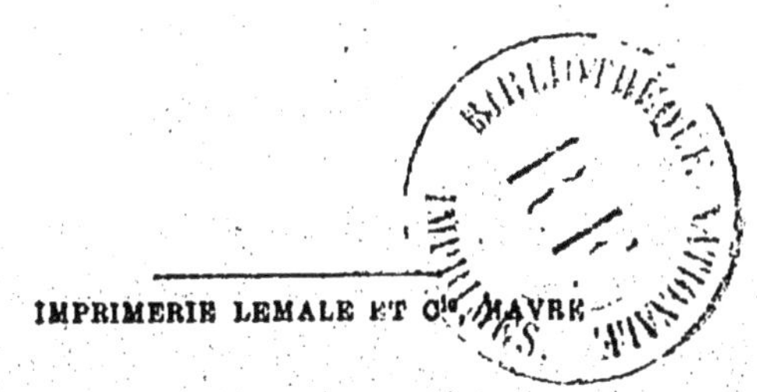

IMPRIMERIE LEMALE ET Cie, HAVRE

www.ingramcontent.com/pod-product-compliance
Ingram Content Group UK Ltd.
Pitfield, Milton Keynes, MK11 3LW, UK
UKHW020419230726
13925UKWH00004B/1528